Ätherische Öle für Anfänger:
Erste Schritte mit ätherischen Ölen Guide
By Dr. Mike Drew

I0408364

Inhalt

Beschreibung des Buches

Wenn es um Leistungen geht, sind ätherische Öle für einige Dinge. Ätherische Öle steigern die Konzentration verringern Husten Wunder, Behandlung von Prellungen, zur Verbesserung der Verdauung, reduziert Heißhungerattacken, zur Linderung der Symptome von Kater, etc... Sprechen Sie über die Verwendung der Haut- und Schönheitspflege, ätherische Öle Arbeit als ein natürliches Parfümeur Bleichmittel und Zähne und reduzieren Falten, Behandlung von Schuppen, reduziert Dehnungsstreifen und vieles mehr. Neben ätherischen Ölen verbessert sich ideal zur Linderung von Verspannungen, Fußbad, Schlaf, beruhigende böse Kind und Entgiftung. Wenn es um Reinigung und Haushalt Zwecke geht, sind ätherische Öle eine wunderbare als Reinigungskraft für alle Zwecke, natürlichen abstoßende Mücken, Peeling, Bad, Badezimmer, hausgemachte Sonnencreme, etc.- Lufterfrischer Hier ist Een Vorschau van Wat Je in Dit Boek Leert:

Was sind ätherische Öle?

Häufige Krankheiten und Behandlung von ätherischen Ölen

Verwendung von ätherischen Ölen für Weight loss

Ätherische Öle für Aromatherapie

Ätherische Öle-Rezepte

Ätherische Öle für Haustiere

Ätherische Öle sind tatsächlich sehr winzigen Molekülgröße. Aus diesem Grund sind sie sehr leicht von der Oberfläche der Haut absorbiert. Daher sind einige der vorzüglichsten Bestandteile in einer Vielzahl von Körperpflegeprodukten, die nähren, erweichen und heilen können. Eine gute Sache über sie ist, die nicht im menschlichen Körper im Laufe der Zeit angesammelt. Dieses Buch hat die Antworten auf alle Fragen, die Sie über ätherische Öle haben können. Nehmen Sie eine und ich weiß, dass Sie nicht bereuen werden.

Einführung

Hervorragend geeignet für medizinische Zwecke und Gesundheit, ätherische Öle sind hochkonzentrierte Pflanzenteile. Es ist in der Regel aus der Blumen, Blätter, Rinde, Wurzeln, Stängel und anderen Elementen einer Pflanze destilliert, sind nicht "Öle" ätherische Öle, wenn sie Fettsäuren enthalten. Bekannt, eine heilende Wirkung sind sie mental, emotional und physisch, ätherische Öle stark für persönliche Schönheit, Aromatherapie, natürliche Behandlungen zusammen mit Reinigungsmittel erforderlich. Ätherische Öle sind so gut in der Vergangenheit. Wussten Sie, dass die Ägypter und die Juden verwendet, um ätherische Öle aus Pflanzen in das Öl und filter Öl auf Leinwand-Tasche? Die ständige Verwendung von ätherischen Ölen zeigt deutlich, dass von großem Nutzen sind.

Wenn es um Leistungen geht, sind ätherische Öle für einige Dinge. Ätherische Öle steigern die Konzentration verringern Husten Wunder, Behandlung von Prellungen, zur Verbesserung der Verdauung, reduziert Heißhungerattacken, zur Linderung der Symptome von Kater, etc... Sprechen Sie über die Verwendung der Haut- und Schönheitspflege, ätherische Öle Arbeit als ein natürliches Parfümeur Bleichmittel und Zähne und reduzieren Falten, Behandlung von Schuppen, reduziert Dehnungsstreifen und vieles mehr. Neben ätherischen Ölen verbessert sich ideal zur Linderung von Verspannungen, Fußbad, Schlaf, beruhigende böse Kind und Entgiftung. Wenn es um Reinigung und Haushalt Zwecke geht, sind ätherische Öle eine wunderbare als Reinigungskraft für alle Zwecke, natürlichen abstoßende Mücken, Peeling, Bad, Badezimmer, hausgemachte Sonnencreme, etc.- Lufterfrischer.

Neben ihren Vorteilen ohne Ende gibt es eine wichtige Sache zu lernen. Wie können die ätherischen Öle in den Körper? Ist dies nicht der Fall, hier ist die Antwort. Wenn Sie die ätherischen Öle in den Körper verwenden möchten, gibt es drei Möglichkeiten, dies zu tun. Ätherische Öle können auf die Haut aufgetragen, verschluckt oder eingeatmet werden. Menschen im Allgemeinen, die ätherischen Öle (in Körperoberfläche) mit Schwimmbad, Massagen, Packungen und Aerosole. Möchten Sie Einatmen von ätherischen Ölen, trockenen Ausbau Methoden, Diffusoren, dienen Dampf und Aerosolen. In Bezug auf Energieverbrauch sind die ätherischen Öle in mehrfacher Hinsicht intern angewendet. Es sollte jedoch unter der Aufsicht von einem zugelassenen Arzt.

Vielen Dank für dieses Buch herunterladen. Es ist meine feste Überzeugung, die diese Ihnen alles geben, die die Antworten auf die Fragen ihrer ätherischen Öle werden.

Kapitel 1 - Einführung in ätherischen Ölen

Was ist ein ätherisches Öl?

Ätherische Öle sind sehr im Grunde die Essenz der Geruch von den rohen Pflanzenmaterial. Öle halten den charakteristischen Geruch der Pflanze, entnommen und in der Regel seine Eltern Pflanzennamen: Öl für Beispiel-Teebaum oder Oregano. Ein reines ätherisches Öl, bekommen die besten ätherischen Öle ohne Zusätze. Der Teil des Löwen von ätherischen Ölen sind klar in der Farbe und sind nicht wirklich ölig anfühlt.

Welche ätherischen Öle?

Eines der beliebtesten ätherischen Öle in der Aromatherapie verwendet. Aromatherapie ist die Praxis der Verwendung von Geruch, darunter ätherische Öle, verändern und verbessern die psychische und physische Wohlbefinden. Einige Beispiele: ätherischen Ölen aus Lavendel könnte eine entspannende Wirkung haben, so ist es eine beliebte Wahl für den Einsatz in einem Diffusor zu einen Raum Duft. Der Duft von Zitrone und Minze wäre stimulierend für beide Effekte und werden oft verwendet, um Kampf Müdigkeit, Erschöpfung und Burn-Out und Verbesserung der allgemeinen Stimmung helfen.

Einige ätherische Öle sind auch in Pflegeprodukte für die Behandlung von Akne (Teebaumöl), sogar der Ton der Haut (Lavendel) und zur Unterstützung von Frauen loswerden Schwangerschaftsstreifen (Neroli) verwendet. Teebaumöl ist eine natürliche antibakterielle Desinfektionsmittel und kann zur Behandlung von Infektionen der Haut, Warzen,

Mundgeruch und Schuppen. Geraniumöl ist eines der erstaunliche Tipps Anti-Aging, weil es sagt, dass auf Anfrage, Alterung der Haut mit einem gesunden Glanz-Verkehr erhöht! Andere, wie Eukalyptus, die verwendet wird, um im Kampf gegen Staus und Probleme mit der Atmung zu helfen.

Eine kurze Geschichte

Seit Tausenden von Jahren, haben viele Kulturen entdeckt und Vorteile von Ölen.

Ägypten

Das ägyptische Volk ist bekannt für seine Leistungen bei der Förderung von Kultur und Technik. Die unglaubliche Architektur der Pyramiden, die Technik der Mumifizierung, die Menschen in Ägypten große Fortschritte. Die Ägypter waren die ersten, die den Einsatz von Aromatherapie und Öle in ihrer Medizin und ihre Religion, vor allem den Prozess der Einbalsamierung. Stammt aus 3500 v. Chr. das ägyptische Volk verwendet mehrere verschiedene Extraktionsmethoden, einschließlich Enfleurage (ein Prozess, wo Pflanzenmaterial über Gemüse verteilt ist

Öl oder tierisches Fett zwischen den Platten) und Destillation (ein Prozess, in welche Pflanzen gekocht werden und der Dampf entfernt die Essenz des Werkes).

Arabien

Wenn das römische Reich zerfiel und die Welt wurde im Mittelalter geworfen, kam die Kulturen des Nahen Ostens an die macht. Persa MEDICOS wird im allgemeinen gutgeschrieben, mit der Destillation von Ölen für maximalen Nutzen und einen Umsatz von Pflanzen zu verbessern.

Zur gleichen Zeit blieb es eine Mönche - waren in vielen Fällen das Äquivalent von Ärzten für ihre Gemeinden, die Verwendung von Kräutern und Ölen. Leider wurden einige von ihnen auch als Menschen gesehen, die natürlichen Elemente verwenden, die in der Heilung verehrt. Sie wurden versucht und auch für die Praxis der Hekseri getötet.

Die Bibel selbst verweist mehr als 180 auf die Verwendung von Öl zu salben. Einige Referenzen von Ihnen erwarten: verbinden wird in acht Büchern Enmirre in neun Büchern des alten Testaments und neuen Testaments erwähnt wird erwähnt. Aber andere Öle werden auch genannt: Zimt ist bis zur Hälfte in drei Büchern, Aralia in drei und den Koriander erwähnt. Interessanterweise, bedeutet Gree Wort für "Christus" "eine gesalbt."

Moderne Zeiten im Westen

1937 müssen französischen Parfümeur und Chemiker Rene Maurice Gattefosse dass das Gesundheitswesen auf natürliche Elemente beruhen. Gattefossé ist mit der Entwicklung des Begriffs "Aromatherapie" in den frühen 1900er Jahren gutgeschrieben.

Gattefossé brannte seine Hand in seinem Labor. Auf der Suche nach einer Flüssigkeit in die Hand um den Brennvorgang zu beruhigen, steckte seine Hand in die nächste Flüssigkeit die in sein Labor Lavendel ätherisches Öl. Das Öl machte seine Hand, um sich besser fühlen und lassen Sie Ihre Haut zu heilen. Überraschenderweise gibt es keine Narbe aus seiner Hand. Durch die Forschung entdeckt Gattefossé Zelfskleine Mengen an Öl, das ein großen positiven Einfluss auf den Körper.

In der Mitte des 20. Jahrhunderts errichtet auf der Arbeit von Dr. Valet Gattefossé und erfolgreich verwendeten ätherischen Ölen für die Behandlung von verwundeten Soldaten.

Heute die ätherischen Öle

Die moderne Wissenschaft weiterhin heute die Vorteile der Öle testen. Zum Beispiel Krankenhäuser in ganz Europa studiere seit immun Eigenschaften von Weihrauch und Weber State University hat in einigen Studien wurde festgestellt, dass Öle wie Oregano, Penicillin in seiner Fähigkeit, Mikroorganismen zu töten überlegen sind.

Was sind ätherische Öle?

Klasse die meisten ätherischen Öle haben überraschende antimykotische, antibakterielle und antivirale Eigenschaften. Sie können hervorragende Komponenten in der Konfiguration des home Reinigung sein. Die ätherischen Öle, die in Reinigungsmitteln verbreitet sind folgende Minze, Zitrone, Eukalyptus, Grapefruit, Lavendel, Rosmarin und Tee Baum.

EOS sind tatsächlich sehr winzigen Molekülgröße. Aus diesem Grund sind sie sehr leicht von der Oberfläche der Haut absorbiert. Daher sind einige der vorzüglichsten Bestandteile in einer Vielzahl von Körperpflegeprodukten, die nähren, erweichen und heilen können. Eine gute Sache über sie ist, die nicht im menschlichen Körper im Laufe der Zeit angesammelt.

Mehrere Studien haben gezeigt, dass Rosemary EO die Leistung deines Gehirns deutlich verbessern können. Vor allem, kann Geruch von Rosmarin-Öl helfen, um Gedächtnis zu verbessern. Dies wurde wissenschaftlich getestet und bewiesen durch die Gabe von Leistungstests und erinnere mich an eine Anzahl von Leuten unter Testbedingungen. Dies gibt Ihnen Informationen über die Vorteile wissenschaftlich in verschiedene Öle enthalten. Auch zeigen einige andere Tests, dass die Gruppen, die Lavendel oder Rosmarin EO inhaliert hatte ein tiefes Gefühl der Entspannung erlebt, die nichts haben.

Sie müssen sich zwischen ätherischen Ölen und Duftölen unterscheiden können. Wir wissen, dass sie diese Produkte in den Markt unter dem Titel des Parfüms auf alle ätherischen Öle sind. Obwohl die Etiketten gelesen werden können, dass es aus Naturprodukten abgeleitet wird, sind sie wirklich synthetische und nicht natürliche Produkte. EOs ist ganz natürlich, kein Unternehmen kann patentieren. Sie werden nie in der Lage, ätherische Öle in den Bestandteilen einer Suche nach Apotheke Medikamente. Genau aus diesem Grund die meisten Hausärzte der Medizin EOs empfehlen nicht als Alternativen zu Drogen auf dem Markt. In der Tat, da sie nicht patentierbar sind, verlieren Arzneimittelhersteller nie Zeit und Ressourcen für das Studium über sie. Dies ist einer der Gründe für das Verständnis von ätherischen Ölen ist begrenzt und die Tatsache, dass es keine starke Forschungsarbeiten veröffentlicht in ätherischen Ölen. Ende der heute in den ätherischen Ölen enthaltenen Informationen sind diejenigen, die persönlich von Tausenden über einen längeren Zeitraum in der Geschichte erlebt und seit Generationen weitergegeben.

Um ätherische Öle vorzubereiten, sind sie eine große Anzahl von Pflanzen benötigt. Zum Beispiel ist es erstaunlich zu beachten, dass nur 1 Pfund der EO Produkte gewünscht ca. 4000 Pfund der bulgarischen Rosen. Auf der anderen Seite geben Ihnen nur 100-110 Kilo Lavendel Pflanzen ein Pfund von ätherischen Ölen aus Lavendel. Die große Anzahl von Pflanzen verwendet, um ätherische Öle machen Sie werden verstehen, warum sie hoch konzentriert sind.

Kapitel 2 - Ätherische Öle für Aromatherapie und massage

Bio ätherische Öle und ihre Rolle in der Aromatherapie-massage

Im Vergleich zu als nicht-Bio, Bio ätherische Öle sind weit überlegen in Bezug auf Qualität. Bio-Öle werden extrahiert oder Wasser Geister der Pflanzen, die gefüttert und ohne den Einsatz von keine Pestizide angebaut. Also auch eine sehr kleine Menge von ihnen ist eine große Menge an pflanzlichen Stoffen erforderlich. Diese werden von 12 verschiedenen Konstellationen verwendet. Wenn diese Öle ihre Wirkung auf den jeweiligen Menschen mit einer bestimmten Konstellation haben, sie sind weit verbreitet in verschiedenen Arten von Salben und Parfums in diesen Tagen für erstaunliche Ergebnisse.

Aus natürlichen Zutaten hergestellt

Diese ätherischen Öle sind frei von jeglichen Chemikalien und sind die Produkte aus 100 % natürlichen Inhaltsstoffen. Wenn diese aus Pflanzen hergestellt werden, die nicht mit Pestiziden behandelt wurden, sind die Möglichkeiten der Verunreinigungen gleich Null. Hochwertige Extrakte sind in größeren Geschäften erhältlich. Wenn Sie eines der führenden Aromatherapie Center, finden Sie, dass sie für die Behandlung von Besuchern genutzt werden. Es besteht aus natürlichen Inhaltsstoffen und frei von jeglichen chemischen Behandlungen, könnte dies energisch im Inneren.

Es strahlt Positivität

Sein Aroma und seine Empfindung in der Haut haben eine magische Wirkung auf Körper und Geist. Diese Öle durchdringen Positivität in ihrer geistigen, körperlichen und seelischen Gesundheit. Seine Wirkung ist so stark, dass Sie fühlen sich energiegeladen innen- und helfen, die Funktionsweise von der Negativität, Stress und Frustration Sie und fühlen Sie sich ruhig und entspannt zu halten. Da dies speziell für Therapien eingesetzt wird, sorgt dafür, dass sie frei von jeglicher Art von Nebenwirkungen sind.

Dieser Ansatz im limbischen System des menschlichen Gehirns. Diese Aromen dieser Öle beeinflussen das Gehirn auf verschiedene Arten. Diese Aromen sind in direktem Zusammenhang mit den Zeichen des Tierkreises. Wenn Sie eine, die Ihr Sternzeichen entspricht finden, können Sie den Unterschied spüren. Wenn diese Ziele von Öl und haben eine direkte Wirkung auf das Gehirn, auch zahlreiche positive Auswirkungen in anderen Bereichen seines physiologischen Systems haben.

Was sind die verschiedenen Arten verwendet?

Diese Öle sind in allen Arten von verschiedenen Arten und Sorten erhältlich. Hier sind einige von ihnen:

Ringelblume

Ginger Clove Knospe

Bergamotte und orange

Sandelholzöl

Grapefruit Öl

Rosmarin-Öl

Abgesehen davon gibt es Hunderte von Varianten dieser Öle, die von den Therapeuten wichtigen Konsequenzen für den Benutzer verwendet werden. Diese Öle sind einzigartig in Bezug auf Geschmack, Farbe und Textur. Diese sind ziemlich teuer; Jedoch angesichts der unglaubliche Auswirkungen haben sie auf den menschlichen Geist und Körper, auf jeden Fall verdient sie teuer sein.

Alle diese Öle sind sehr günstig, aber die richtige Anwendung macht es effektiver. Eine gut ausgebildete und erfahrene Aromatherapist ist die einzige Person, die weiß, wie man die beste Wirkung mit Hilfe von ihnen zu bekommen. Also, bitte seien Sie in touch für einen Therapeuten und genießen Sie die Vorteile.

Vorteile der Aromatherapie und natürlichen Ölen

Die Aromatherapie ist ein Verfahren der alternativen Medizin durch, dass Extrakte aus ätherischen Ölen werden verwendet, um zu entlasten und den Körper auf unterschiedliche Weise zu verjüngen. Verschiedene Öle haben verschiedene Möglichkeiten, zu lindern, aber alle von ihnen bezwecken die Förderung und Verbesserung der Funktionsweise des Gehirns auf lange Sicht. Diese Öle haben seit Hunderten von Jahren im Laufe der Geschichte und der ganzen Welt eingesetzt.

Aromatherapie-Öle können in drei Hauptarten, einschließlich Kosmetika, olfaktorische und Aromatherapie unterteilt werden. Die Kosmetik ätherische Öle oder ätherischen Ölen werden auf die Haut für die Aufnahme in den Körper über die Haut angewendet. Abhängig von der Art verwendet profitieren Sie von Ihrem Körper durch Muskelaufbau, Hydratation, Trocknung oder Reinigung auch Ihrer Haut. Zur Massage auf den Körper zu entspannen und regenerieren sie auftragen. Einige der besten Beispiele der Öle, die für diesen Zweck verwendet werden sind Jojoba, Mandel und Grape Seed. Die olfaktorischen

Aromatherapie-Öle werden durch Inhalation. Es wird argumentiert, dass sobald den Geruch roch ist Erinnerungen freischalten und sogar fördern Körper auf die natürlichste Weise umformuliert.

Ätherische Öle können sehr vorteilhaft bei der Verbesserung des Wohlergehens des gesamten Körpers und Entspannung sein. Einige der gemeinsamen Vorteile der Aromatherapie; Stressabbau und Entspannung, verbessert die Zirkulation von Blut, das Immunsystem und Atmungssysteme Beleuchtung der verschiedenen leichte Beschwerden und die Abstimmung zu erhöhen. Andere gesundheitliche Vorteile verbunden mit dem Einsatz von ätherischen Ölen und umfassen die Heilung von Wunden, hormonelle Regulation, Reduzierung der Staus, Verwandte Menstruationsbeschwerden und Krämpfe entlasten, reduzieren Entzündungen und bessere Verdauung. Die meisten natürlichen Ölen und ätherischen Ölen arbeiten durch Geruch. Der Körper (einmal ausgesetzt um zu riechen) Inspiration und der Geruch reist nach Nerven der Lampe im Gehirn, vor allem der Teil, das unsere Fähigkeit zu lernen, Gedächtnis und Stimmung sitzt. Wenn Bereich stimuliert wird die Freisetzung von vielen fühlen gute Chemikalien verbessert so die Fähigkeit des Körpers, während die Erhöhung der anregenden Atmosphäre entspannen.

Die ätherischen Öle in der Aromatherapie verwendet entfernt werden bestimmte Teile von verschiedenen natürlichen Pflanzen, Blumen, ergibt sich, Blätter, Wurzeln und Rinde. Hier sehen wir mehrere Öle der Aromatherapie erbrachten Leistungen. Teebaumöl ist bekannt als ein Antivirenprogramm, antimykotische, antiseptisch und anregend immun. Hilft auch bei der Heilung von Sinusitis, Husten und Asthma, Behandlung von Akne und Schuppen zu entlasten. Sie profitieren auch von Menschen mit Depressionen, Stress und psychische Defizite. Nutzung der dieses Produkt als eine Aromaöl helfen kann, um die Zirkulation von Blut und Lymphe Knoten zu verbessern.

Lavendel hat stimulierende Fähigkeiten, Ausdauer verbessern, reduzieren die Risiken im Zusammenhang mit dem Blutdruck, reduzieren Sie Stress oder Depression, Schlaflosigkeit lindern und lindern den Schmerz der das Zellwachstum der Haut. Zitronenöl helfen Gleichgewicht Sodbrennen, Halsschmerzen zu heilen und Cellulite reduzieren. Natürlichen pflanzlichen Eukalyptusöl kann helfen, Diuretika und Probleme mit der Atmung. Minze hilft Kopfschmerzen zu verringern und zur Verbesserung der Verdauung und reduzieren Schwellungen und Übelkeit. Ingwer ist sehr nützlich bei der Verbesserung der Blutviskosität, Linderung von Muskelschmerzen erhöht Appetit und Blähungen des Magens und Übelkeit. vorkommenden Pflanzen einen Wert, wenn es darum geht, Aromatherapie. Vor Gebrauch jedoch ist es wichtig, zunächst zu ermitteln, welche Produkte Sie verwenden profitieren können.Zusammenfassend lässt sich sagen haben alle natürlich

Kapitel 3 - Allgemeine Beschwerden und Behandlung von ätherischen Ölen

Allergien

Die besten Öle: Kamille, Melisse, Lavendel, Bergamotte, Minze, Helichrysum, Zitrone, Eukalyptus und Basilikum,

Gewusst wie: verwenden: Mähdrescher 60 Tropfen 40 Tropfen Lavendel, Bergamotte, Wacholderbeeren und 40 Tropfen 20 Tropfen Minze in einer Flasche. Mischen Sie die Mischung aus 8 Tropfen mit 4 Teelöffeln Öl aus süßen Mandeln und Massage auf die betroffene Stelle.

Kopfschmerzen

Die besten Öle: Helichrysum Öl, Öl des Eukalyptus (empfohlen für Sinus Kopfschmerzen) und Minze oder Pfefferminz Öl in

Öle zu vermeiden: Ylang-ylang. Dies macht die Kopfschmerzen, wenn im Überschuss eingesetzt.

Gewusst wie: verwenden: 10 Tropfen eines der oben genannten ätherischen Öle mit 1 Unze Öl Mandeln in einem Glas mischen. 2 bis 4 Tropfen in die Stirn, Nacken und Schläfen. Massage auf.

Stress

EOS, die den Stress gehören Ylang Ylang (Release Frustration und Wut), Pink (zu betonen), Vanille (Schmerzmittel), Majoran (für Trauer und Schmerz), Bergamotte (für milde Angst), Weihrauch (zum Entspannen), Vetiver (beruhigend, wenn Sie sich ärgern), Kamille (für Schlaf und beruhigend), Lavendel (Schlaflosigkeit)

Gewusst wie: verwenden: eines der ätherischen Öle werden mit Träger in einem Verhältnis von 01:10 gemischt und auf Ihren Körper auftragen.

Für Schlaflosigkeit

Die besten Öle: Salbei, Lavendel-Öl und Öl von Roman Chamomile

Vermeiden Sie Öle: Grapefruit, Zypresse, Pfefferminze, Rosmarin und Zitrone

Gewusst wie: verwenden: ein paar Tropfen auf einen Wattebausch in der Nachbarschaft des Kissens oder in ein Bad der Nacht anwenden.

Für Schuppen und Juckreiz der Kopfhaut

Die besten Öle: Eukalyptus, Minze, Patchouli, Ylang-Ylang, Baum, Tee, Wacholder, Salbei, Lavendel und Rosmarin.

Verwendung: Mischen Sie das Öl in Shampoo und ein wenig massieren der Kopfhaut nach der Dusche.

Für Akne

Die besten Öle: Jojoba, Lavendel, Geranie, Coco und Tee Baum

Gewusst wie: verwenden: Wählen Sie einem Trägeröl und mischen mit 1 Tropfen Geranium, 5 Tropfen Teebaum ÖL, 6 Tropfen Lavendel und 1 Unze FL. Jojoba in einem Glas gut verschließen. Wenden Sie es auf Ihrem Gesicht, Rücken oder Nacken. Vermeiden Sie den Kontakt mit der Nase, Lippen, Ohren und Augen.

Für harten sex

Die besten Öle: Sandelholz, Kardamom, Orange, Ylang-Ylang, Patchouli, Salbei, Bergamotte, rose und Neroli.

Gewusst wie: verwenden: eine Massage mit jemandem oder ein sexy Bad mit eines der Öle nehmen.

Erkältung

Die besten Öle: Öl aus der Rinde des Zimt, Lavendelöl, Nelkenöl und süßen Orangenöl

Gewusst wie: verwenden: 5 Tropfen von jedem Öl in der Flasche. 10 Tropfen der Mischung in eine Schüssel mit Wasser und legen Sie eine Kerze nach unten. Nach ein paar Minuten der Geruch wird in die Luft emittiert und atmen.

Verstopfung

Die besten Öle: Minze

Gewusst wie: verwenden: nehmen Sie 1 Teelöffel Minze bis zu 5 Mal täglich

Kapitel 4 - Ätherische Öle für Weight loss

Verwendung von ätherischen Ölen für Weight loss

Betrachten Sie heutzutage Menschen tolle Leute falsche Größe. In einem guten Zustand ist ein Zustand von vielen bewundert. Und zwar deshalb, weil es hilft, ihr Selbstvertrauen aufzubauen. Jedoch wenn Sie denken, um in Form zu kommen, musst du machen und fast brechen die Laufbänder, dann sind Sie gerade denken. Nur die schweren Maschinen zu wahren und im Falle von ätherischen Ölen.

Es ist eine Tatsache, dass das ätherische Öl gut ist, Kilo zu werfen, da es für eine Nebenwirkung frei ist. Die ätherischen Öle in Indien sind bereits seit vielen Jahren im Einsatz. Diese Öle werden für verschiedene Zeremonien, Therapie und der Einbalsamierung verwendet. Ätherische Öle sind nicht ölig, aber sind tatsächlich in Form von einer Destillation aus Pflanzenteilen, die es gibt Blumen, Rinde und Blätter gebracht. Die Produkte entstehen nach der Intervention der Destillation sind chemische Bestandteile. Mit dem Prozess der Aromatherapie sind diese Öle in die Haut der Person aufgenommen. Diese sind auch durch die Nasenlöcher berichtet. Diese Öle haben Eigenschaften, die sehr mächtig sind und sehr klein, so dass sie in Umlauf und auch die Zellen des Körpers treten. Wenn die Elemente der Natur, die Öle mit der natürlichen Fähigkeit des Körpers Kalorien zu verbrennen. In der Tat, alle für die Öle get rid of die Fettpölsterchen gewählt haben, müssen keine richtige Ernährung zu folgen.

Verwendung von ätherischen Ölen

Ätherische Öle werden in der Regel auf der Unterseite der Füße angewendet. Da es die größte Anzahl der

Poren vorhanden in der Unterseite der Füße, so dass das Öl schneller absorbiert wird. Diese Öle sind in der Luft mit einem Diffusor verteilt. Die ätherischen Öle in zuerst tritt durch das olfaktorische System und der einzige Weg, dann füttern sie in den Blutkreislauf.

Zimt

Zimtöl besteht aus Eigenschaften, die helfen, die Kontrolle des Blutzuckerspiegels. Sie reduzieren das Risiko von Diabetes, weil es hilft, den Blutzuckerspiegel zu regulieren. Darüber hinaus gilt Zimt die Funktion der Leber, die in der Zeit mit Serum Lipid und Gewicht Verlust des Gleichgewichts hilft.

Zitrone

Es ist als eine natürliche Detoxifier bekannt. Das Öl extrahiert von Zitrone hilft Appetit zu reduzieren. Zitrone seit jeher bestrebt, den Körper von Giftstoffen zu befreien und Gewicht zu verlieren.

Ingwer: ein sehr wichtiger Bestandteil beim Kochen, Ingwer ist bekannt für die Kühlung des Magens, und hat die Eigenschaften der Gewichtsabnahme durch Fettverbrennung zu schalten.

Minze

Pfefferminzöl wird durch Wasserdampfdestillation der Mentha Piperita, durch eine Münze des hybriden entstand durch Kreuzung Wasser Minze und Mentha Spicata. Diese Pflanze wächst auf der ganzen Welt, er war ursprünglich gedacht, die nur in mediterranen Regionen heimisch war. Das destillierte Öl ist eine klare, transparente Flüssigkeit mit einem Hauch von gelb und ein sehr charakteristisches Aroma.

Es wird traditionell verwendet bei der Gewichtsabnahme, vor allem, wenn Pfefferminztee.

Bergamotte

Es stimuliert das endokrine System um Gefühle von ruhig und entspannt, produzieren, die wiederum die Überernährung im Zusammenhang mit emotionalen Stress zu bekämpfen. Dieser Akt der Bergamotte EO fördert Gewichtsverlust, wie sie den Stress zu, der bekämpfen zu überessen führt.

Sandelholz

Es spielt eine Rolle bei der Gewichtsabnahme, da gibt es eine große Wirkung auf das Verdauungssystem. Sandelholz verbessert Funktionen von Darm und Magen, und das macht es logisch, dass wirkt sich Gewicht, sagt er.

Mandarine

Es ist arm an Fett und Kalorien (100 g = 53 Kalorien und 100 g = 0,3 g Fett in der Ernährung). Dies zeigt zweifelsfrei, dass sie eine wichtige bei der Gewichtsabnahme Rolle.

Rose Geranium

AE Geranium Lymphsystem anregt und hilft, das überschüssige Wasser aus dem Körper loszuwerden. Dies hilft wiederum, um Gewicht zu reduzieren.

Kapitel 5 - Ätherische Öle für verbessertes Wohlbefinden

Frieden und Glück

Bergamotte, Geranie, Zitrone, Neroli, Orange, rosa, Weihrauch, Sandelholz, Grapefruit, Ylang Ylang

Depression

Salbei, Lavendel, Bergamotte, Geranie, Roman Chamomile, Ylang Ylang, Mandarine, Grapefruit, Helichrysum, Jasmin, Weihrauch, Zitrone, Neroli, Orange, rose, Sandelholz

Angst

Bergamotte, Jasmin, Vetiver, Zedernholz, Salbei, Roman Chamomile, Grapefruit, Orange, Weihrauch, Zitrone, Neroli, Sandelholz

Stress

Ylang Ylang, Mandarine, Sandelholz, römische Kamille, Lavendel, Bergamotte, Salbei, Weihrauch, Geranie, Neroli, Rose, Grapefruit, Jasmin, Benzoe, Patchouli, Vetiver

Kapitel 6 -Wesentliche Öle Rezepte

Ätherische Öle für Gesundheit Rezepte

Frio-Haar in der Suppe

8-10 Tropfen der Kiefer

8-10 Tropfen Eukalyptus

Fügen Sie zum Bad durch Inhalation. Atmen Sie regelmäßig. Kissen neben der Nase. Dadurch öffnet sich die Nebenhöhlen und auch loszuwerden hilft Staus in den Kopf. Eukalyptus gilt auch Handlungen wie ein natürliches Antiseptikum.

Fuß des Athleten

2 Tropfen Lavendel

3 Tropfen Teebaum

4-6 Tropfen Massageöl

Mischen Sie in Ihre Handflächen und zwischen den Zehen der Füße und Zehen gelten.

Mix wiederholen Sie diesen Vorgang mindestens zweimal am Tag.

Entspannende Blutdruck

25-30 Tropfen Muskatellersalbei

7-9 Tropfen Zitronensaft

8-9 Tropfen Sweet Majoran

9-10 Tropfen Ylang Ylang

Tropfen Sie in eine Flasche und füllen Sie mit Öl der Wahl für die Massage.

Anwendung auf der Haut absorbiert werden.

PMS-Bad

Heiß zu laufen, dann fügen Sie Folgendes in die Wanne Badewanne:

5 Tropfen Salbei

5 Tropfen Ylang Ylang

4 Tropfen Geranie

Mix-Öl in einem Bad dann füttern und für 25-30 Minuten entspannen.

Verstopfung

8-10 Tropfen Zitronensaft

10-15 Tropfen Rosmarin

5-7 Tropfen Minze

Verdünnen Sie Öle in der Massage-Öl 3 EL.

Massieren Sie den Bauch mindestens zweimal am Tag.

Ohr-Infektion

Fügen Sie folgenden 2 Teelöffel Massageöl

2 Tropfen Thymian

4 Tropfen Teebaum

3 Tropfen Lavendel

Massieren Sie den Bereich um das Ohr und Wange Knochen.

Mischung von Kopfschmerzen

5 Tropfen Minze

20-24 Tropfen Sweet Majoran

20-24 Tropfen Lavendel

Fügen Sie Tropfen gelbe Flasche dann mit Öl-Massage der Wahl füllen.

Verwendung für Kopf und Hals

Ätherische Öle für Wellness Rezepte

Orange Julius Smoothie

1 große, Reife saftige orange

1 Teelöffel orange peel

1 EL gemahlener Kokosnuss

1 Tasse Kokosmilch

1 Stück Vanille

1 Esslöffel Hanfsamen

2 Tropfen ätherisches Öl von frischen Zitrusfrüchten

Mischen Sie alle Zutaten außer frischen Zitrusfrüchten EO, bis es weich ist.

Fügen Sie langsam die Citrus frische EO und Mischung für 30 Sekunden.

Probiotischer Drink Orange Crush

Mandarine ätherisches Öl 2 Tropfen

Flasche original Geschmack Kombucha

Eis

Fügen Sie alle Zutaten in einem Glas und genießen Sie von

Ananas-Kokos Mojito

1 1/2 Tassen Kokosnuss-Wasser

3/4 Tasse Bio Ananassaft

5 Tropfen Zitrone

15 frische Minzblätter

4 Unzen Rum

1/2 Tasse Eiswürfel

1 Teelöffel Honig (optional)

Crush-Minze und sind in 2 Gläser aufgeteilt.

Fügen Sie die Tasse Eiswürfel.

EO von Lime, Ananassaft, Kokos Wasser, Honig und Rum in einem Cocktail.

Obstsalat mit ätherischen Orangenöl

1 Pint von Heidelbeeren

1 Pfund Erdbeeren, halbiert

4 mittlere Pfirsiche, in Scheiben geschnitten

3 Kiwi, Schnitt

2 Esslöffel Honig

4 Tropfen Orange Leben junge

Öl-Orange und Honig in einer Schüssel mischen und beiseite stellen für diese orange aromatisierter Aufguss

Geben Sie die Früchte in eine Schüssel und streuen Sie die Mischung aus Honig und rühren Sie, bis Gemüse gleichmäßig überzogen sind.

Servieren und genießen

Koriander-Limetten-Reis

1 Tasse gekochten Reis

2 Tassen Mais

Cheddar-Käse, gerieben

1 Bund Koriander, gehackt oder fein gehackt

Saft von 1 Zitrone

1 können grüne Chilies, gewürfelt

1 Dose schwarze Bohnen, entleert und gespült

2 Knoblauchzehen

2 EL Öl, geteilt

1 Dose gewürfelte Tomaten

1 Zwiebel, fein geschnitten

Joghurt oder Sauerrahm

Die Zwiebel hinzufügen und Zärtlichkeit in einer Pfanne gebacken, 1 EL Olivenöl 1 Minute lang warm. Den Knoblauch hinzugeben und 2 Minuten kochen lassen.

Kombinieren mehr 1EL Öl, Koriander, Zwiebel Mischung und Zitrone EO. Den Reis hinzufügen und dann auf Ebene werfen. Für die Verwendung von Reis als Beilage müssen Sie hier stoppen.

Um eine Mahlzeit zu machen, gehen Sie wie unten beschrieben.

Mischung aus grünen Chilis, Mais, Tomaten und Bohnen in einem separaten Behälter.

Legen Sie auf einen Teller einen Löffel Reis mit einem Esslöffel der Mischung aus Bohnen und Cheddar-Käse, dann bedecken mit Masse von Joghurt und Koriander.

Hummus-dip

1 EL Knoblauch, gehackt

1/4 Tasse Wasser

Esslöffel 3 Olivenöl

1 Dose Bohnen, geschält

6-9 Tropfen Zitronensaft Young Living

Salz und Pfeffer

Bohnen, und abgesehen von der Reserve.

Zutaten Sie alle in einen Mixer geben.

Mischen Sie, bis es glatt ist.

Olivenöl beträufeln und servieren mit dem Belag der Wahl

Ätherische Öle für Kinder Rezepte

Immun-Boost für Kinder

1 Tropfen Weihrauch

2 Tropfen oregano

3 Tropfen Melaleuca

Mix 3 Tropfen des Schutzes

Öl-Träger (Mandel, Jojoba, etc.)

Flecken auf der Unterseite der Füße, bevor Sie zu Bett gehen.

Kinder Ansatz {ideal für Schule und Aufgabe} Mischung

3 Tropfen wild Orange

3 Tropfen Minze

Öl-Träger (Mandel, Jojoba, etc.)

Mischen Sie die Zutaten und für Ihren Körper.

Anti-Critter Roll-on

2 Tropfen Minze

2 Tropfen Minze

2 Tropfen Rosmarin

2 Tropfen Eukalyptus

2 Tropfen Melaleuca

Trägeröl

Alle Zutaten in eine Flasche und Papier im Nacken und hinter den oder

Aceites esenciales recetas para ancianos

Erhöhung der Immunität

2 Tropfen Minze

2 Tropfen oregano

1 Tropfen Melaleuca

3 Tropfen Nelke

3 Tropfen Zitronensaft

Trägeröl

Die Zutaten mischen und gelten für Puppen und die Unterseite der Füße, Immunität zu stimulieren.

Besonders immun boost

2 Tropfen Weihrauch

5 Tropfen Melaleuca

3 Tropfen oregano

Trägeröl (Öl der Kokosnuss, Jojoba)

Die Zutaten mischen und gelten für Puppen und die Unterseite der Füße, Immunität zu stimulieren.

Um Bedenken zu lindern

5 Tropfen Lavendel

8 Tropfen Pfefferminze

5 Tropfen von Roman Chamomile

3 Tropfen Weihrauch

Öl-Träger (Mandel, Jojoba)

Mischen Sie Zutaten zusammen und Stirn, Tempeln und den Nacken.

Kapitel 7 - Warum ätherische Öle geheilt im Vergleich zu Medikamenten

Nach medizinischer Behandlung ist natürliche Therapie die am weitesten verbreitete Heilmethode. Aber es wirkt sehr langsam und ist ein wenig schwierig zu bedienen. Es funktioniert auch mit Bedarf an einfachere und effektivere Methode entstand Aromatherapie als eine Alternative, die nicht nur hilft, um körperliche Beschwerden, sondern auch Geist und Seele zu heilen. Es gilt verschiedene Arten von Ölen, die als ätherische Öle bekannt sind.

Verschreibungspflichtige Medikamente sind intrinsische Gefahren. Trotz sorgfältiger Verschreibung durch den Arzt und die Selbstgefälligkeit des Patienten in die folgenden Aufträge durch den Arzt gegeben kommen Schäden und Todesfälle vor. Nach Angaben der Centers for Disease Control sterben mehr als 100.000 Menschen in den Vereinigten Staaten jedes Jahr, keine Verstöße gegen Drogen, Medikamente, illegale Drogen oder Überdosis Rezept, aber Rezepte. Alle zehn Tage, die Verordnungen der Ärzte sterben mehr Menschen als diejenigen, die in der 9/11 Angriff gestorben.

Nicht-toxische natürliche Substanzen entfernt aus dem Körper leicht sind wenn sie nicht mehr nützlich für den Körper. Es ist jedoch nicht der Körper in der Lage, synthetische Stoffe zu verstoffwechseln, als sie zu empfangen. Sie landen im Körper jahrelang oder sogar ein Leben, das ist gefährlich und schädlich, weil es stört die Funktion anderer Organe. Dies erklärt, warum die

Spuren von Drogen genommen in der Kindheit vor Jahrzehnten in Ihrem Körper gefunden werden können.

Im Gegenteil, verstoffwechselt der Körper einfach natürliche Moleküle wie EOs. In der Tat geschaffen, die an ihnen arbeiten. Einmal im Körper, EO sind Moleküle zu therapeutischen Zwecken, Erlöse für die Leber und die Nieren, und es wird dann aus dem Körper eliminiert.

Öle im Vergleich zu Medikamenten unerlässlich

Ätherische Öle und Medikamente wirken auf unterschiedliche Weise. Während lange Drogen Entgiftung des Körpers, ätherische Öle. EOS-sauber-Rezeptoren zwar die Drogen Arbeit zu verwirren und die Empfänger-Standorte zu verstecken.

Das Immunsystem ist durch Medikamente, deprimiert, während es von EOs verstärkt ist. Antibiotika wahllos vernichtet Bakterien, guten und schlechten Bakterien. EOS lassen eher die guten Bakterien im Körper, während die bösen Jungs zu töten.

Drogen sind ein dreidimensionales Gefühl die programmiert sind, um bestimmte Aktionen im Körper zu tun, ohne zu prüfen, ob der Körper oder nicht. EOS sind multidimensional bedeutet, dass sie Intelligenz verfügt, die ihnen ermöglicht, einen homöostatischen Zustand der Gesundheit für das Gleichgewicht des Körpers wiederherzustellen.

Die folgende Tabelle zeigt den Vergleich von Drogen
und Eos

Pharmazeutische Industrie	Ätherische Öle
Eigenschaften	Eigenschaften
Künstliche, Gentechnik	Natürliche, biologisch angebaut oder wilde gefertigt
Einige bekannte Wirkstoffe (1 oder 2)	Hunderte von Zutaten, nicht jeder weiß
Alle Lose scheinen	
Künstliche, patentiert werden kann	Keine Partei ist wie jede andere
	Gott schuf nicht patentierbar.
Auswirkungen und folgen	Auswirkungen und folgen
Es gibt keine antivirale	Antivirale
Es behindert die natürliche Funktion	Es stellt die natürliche Funktion
Viele schädliche Interaktion	Keine schädliche Interaktion
Es unterbricht die Kommunikation zwischen den Zellen	Verbessert die Zellkommunikation

Verstrickt und Elemente der Speicherzelle (DNA)	Es verbessert und stellt die korrekte Speicherzelle (DNA)
Blöcke-Rezeptoren	Sauberen Web Receptores-sitios
Schlüssel für das Immunsystem	Das Immunsystem aufbauen
Emotionale Unausgeglichenheit	Emotionale balance
Schädliche Nebenwirkungen	Positive Effekte
Es führt zu einer chronischen Krankheit und Abhängigkeit	Es führt zum Wohlbefinden und zur Unabhängigkeit
Paradigma der Philosophie	Paradigma der Philosophie
Ist natürlich, sensibel und anfällig für Krankheit	Tierschutz soll als eine natürliche, unverwundbar zu Krankheitszustand
Es wird davon ausgegangen, dass Körper und Geist externe	Es wird davon ausgegangen, dass

Unterstützung, Helen benötigen	Körper und Geist für Selbstheilung
Zusammengebrochen, Trennung Bedenken mit Teilen des Körpers, Emotionen und Gedanken	Ganzheitliche, integrierte Körper, Geist und Seele als Einheit
Die Vielzahl der natürlichen Abwehr und Angriff der Krankheit selbst	Natürlichen Abwehrkräfte aufzubauen und erlaubt dem Körper, Krankheit
Externe Ebene befasst sich mit schweren Symptomen	Interne Ebene der Intelligenz Zelle deckt
Weltliche, historische Wurzeln im Materialismus durch Geld motiviert	Theistische, historische Wurzeln in der Religion als heilende Priester waren

Kapitel 8-Essenzen für Haustiere

Ätherische Öle zur Verwendung in pet

Ätherische Öle für Haustiere ist der All-natürliche gesunde Ansatz zur Verbesserung der Lebensqualität für Ihren Hund mit Aromatherapie. Wie kann ich sicher Aromatherapie Arbeit sein? Backen Sie hausgemachte Kekse zu und sehen Sie, ob es Sie in eine bessere Stimmung bringt! Jetzt nehmen wir an, und Ihr Hund riechen können. Ätherische Öle für Tier angenommen die ätherischen Öle von Pflanzen, die ist 100 % Öl, die eine Pflanze, natürlich produziert, und in verschiedenen Möglichkeiten zur Verbesserung der körperlichen oder seelischen Wohlbefindens Ihres geliebten Hundes. Es gibt mehrere Öle, die für verschiedene Zwecke in Ihrem Haustier verwendet werden.

Ätherische Öle und ihre Funktion:

Eukalyptusöl hilft bei beruhigenden Erkrankungen der Atemwege.

Weihrauch hilft, um das Immunsystem zu stimulieren und hilft bei Tumoren und Warzen.

Lavendel ist nützlich für die Behandlung von Schnitten und Verbrennungen. Einatmen von Lavendel kann helfen, einen hyperaktiven Hund zu beruhigen.

Oregano ist eine starke antibakterielle Öl, die wirkungsvoll ist, wenn es eingeatmet wird.

Zitronenöl kann als Alternative zur Citronella Öl verwendet werden. Es fungiert als Insektenschutzmittel.

Naioli dient als Alternative zum Teebaumöl. Topische Anwendung hilft die Haut-Allergien und HILFT bei der Heilung von Ohr-Infektionen.

Rosmarin dient für Arthritis, Flöhe und Läuse zu vertreiben. Auch verwendet bei Hautirritationen.

Pfefferminzöl kann verwendet werden, um einen faulen Hund langsam aktiver und abnehmen zu machen.

Dies sind nur einige der ätherischen Öle, die in Mischungen verwendet werden können, die Verbesserung der Gesundheit Ihres Haustieres auf natürliche Weise. Immer empfehlenswert, eine ausführliche Anleitung über die Verwendung und das Öl in die Mischung, so es Ihrem Hund in keiner Weise schadet nicht.

Wichtige Tipps beim Kauf von ätherischen Ölen für Haustiere zu beachten

Ätherische Öle sind tolle Geschenke für die Gesundheit von Mensch und Tier. Auszug aus Kräutern und Pflanzen, die mit verschiedenen Methoden aus den ätherischen Ölen in unserer historischen Zeit. Verschiedene Arten von EOs werden verwendet, um eine Vielzahl der Symptome beim Menschen zu behandeln. Ätherische Öle sind fester Bestandteil der Aromatherapie und verfügen über große heilende Eigenschaften. Einige Dinge, die Sie wissen müssen über die Verwendung von ätherischen Ölen ist der richtige Weg, und dieser Artikel wird Ihnen in dieser Hinsicht helfen.

Die Mehrheit der ätherischen Öle ist sehr mächtig und nicht etwa, dass das Tier ohne Verdünnung nach den vorgeschriebenen Maßnahmen angewendet werden soll. Auch als Trägeröl, ätherische Öle zu verdünnen die Öle aufgeführt. Diese Unternehmen gehören

Verdünnung, Wachse, Alkohole und andere Nussbutter. Weil sie eigentlich in hoher Konzentration vorliegen, könnte es am Ende Ihrer Haut durch die Anwendung in seiner reinen Form ohne Verdünnung zu beschädigen.

Es ist die wichtigste Sache zur Anmerkung über ätherische Öle. Nicht in Reichweite von Kindern aufbewahren. Auch lassen Sie niemals Kontakt vor den Augen der Haustier Öle. EOS ist nicht für den internen Gebrauch empfohlen. Auf der anderen Seite ist nie ätherische Öle wie Eukalyptus Wintergrün verbrauchen sollte. Während einige dieser ätherischen Öle in Verdünnung in Produkten wie Zahnpasta verwendet werden, ist festzustellen, dass Sie gibt es für diesen Weg brauchen. In der Tat nehmen einige giftige ätherische Öle nicht auch durch Berührung mit der Haut. Sie finden jedoch keine solche ätherischen Öle in den Läden verkauft. Es ist selten zu bekommen. Die positiven Wirkungen, die ätherischen Öle für den Menschen enthalten kann, sind etwas, das nicht unterschätzt werden. Bei Verwendung mit Diskretion unter dem Rat des Experten, führen ätherische Öle zu einem erstaunlichen Maß an Heilung und Wohlbefinden.

Verwendung von ätherischen Ölen bei Haustieren

Menschen lieben Tiere, weil sie ein Zeichen der bedingungslosen Liebe, Unschuld und Freude an ihre Besitzer sind. Liebe von unseren tierischen Freunden Teil unseres Lebens und wir möchten sie bei uns zu haben.

Aber manchmal kommt ein Tier in unser Leben, das ist ein bisschen wie "da draußen".

Die Befürchtung, dass unsere tierischen Freunde, die können uns verrückt klingen. Aber, sondern voll und ganz gerechtfertigt, diese Angst im Kopf Ihres Haustieres.

Um die ätherischen Öle in unseren Haustieren anwenden können dazu beitragen, ihre Ängste

Frieden und Ruhe, Lavendel und Roman Chamomile, Ihr Haustier zu beruhigen: EOs

Diese drei EOs kann verwendet werden, um zu lindern das Leid Ihres Haustieres. Für Situationen werden wie z. B. verwendet: ein Besuch in der Tierarzt-Büro, Trauma, Trauer und Depression, Missbrauch, Scheidung Probleme, Hyperaktivität und jede andere Situation, die um zu stress für das Tier führen kann.

Aufgrund ihrer Empfindlichkeit, ätherische Öle ist es gut zu erinnern, wenn es darum geht, Tiere, wenig mehr als genug bei der Umsetzung der Eos.

Ätherische Öle müssen mit Öl Träger, wie Mandelöl und Olivenöl verdünnt werden. Das Verdünnungsverhältnis ist 1:1 (ätherisches Öl: Trägeröl) für Pferde und Hunde. Für Katzen Verdünnung Verhältnis ist 01:10 (ätherisches Öl: Trägeröl).

Seien Sie vorsichtig bei der Verwendung von ätherischen Ölen mit Katzen. Katzen sind sehr empfindlich auf EOs und einige ätherische Öle sind potentiell gefährlich für sie. Diese Öle sind Thymian und Oregano, reich an Phenolen. Katzen können nicht effektiv Phenole verdauen. Dies ist aufgrund ihrer mangelnden ausreichend Enzyme, die Phenole zu verdauen. Vermeiden Sie Frieden und Ruhe mit ihren Freunden-Katzen, da es geringe Mengen an Phenolen enthält und Öle der Zitrusfrüchte, Katzen auch nicht mögen. Die ätherischen Öle, die sicher in der Anwendung bei Katzen sind Beispiele für Roman Chamomile und Lavendel ätherische Öle sind sehr sicher für den Einsatz auf Katzen.

Die Öle auf Ihr Tier anwenden:

Um Hunde zu beruhigen:

Mischen Sie einen Tropfen der Roman Chamomile, Lavendel oder beruhigende EO mit einem Rückgang von Trägeröl. Reiben Sie es über den ganzen Körper des Hundes. Anwendung, wenn Sie wollen, dass Ihr Hund gestresst ist.

Um Pferde zu beruhigen:

Mix 1 Tropfen Lavendel oder römische Kamille mit einem Tropfen Bio-Olivenöl. Reiben Sie das an den Enden von Ohr, Nase oder sein Pferd Cornet Bands. Anwendung, wenn das Pferd verzweifelt ist.

Die Katze herunterladen:

Mix 1 Tropfen der Roman Chamomile, Frieden und Beruhigungsmittel oder Lavendel ätherisches Öl mit 10 Tropfen Bio-Olivenöl. Auf den Spitzen des Kopfhörers der Katze und den ganzen Körper reiben. Anwendung, wenn die Katze in Gefahr ist.

Fazit

Seit der Antike, schmeckt und einen Teil des Lebens in irgendeiner Weise oder andere Geschmacksrichtungen. Düfte und Aromen Materialien im täglichen Leben eingesetzt und spielen eine wichtige Rolle im täglichen Leben. Fast alles, von Körperpflege, Kosmetik und Süßwaren hat einen Geschmack oder Parfüm. Natürlich stammen diese aus Quellen, die viele Pflanzen und Tierarten.

Ätherische Öle in Räumen für Zelle Granulat in den Pflanzen finden. Diese Drüsen sind abhängig von der Physiologie und Morphologie der Pflanze überall. Diese Drüsen finden Sie im Stängel, Blüten, Rinde, Holz, Wurzeln und Blätter. Das Scheitern dieser Drüsen durch Pressen, reiben oder Erwärmung führt zu Gewinnung von ätherischen Ölen. Ein ätherisches Öl ist volatil, aromatische Verbindungen, hydrophobe, in der Natur.

Ätherische Öle können durch Destillation oder Ausdruck, indem jeder solvent-Extraktion hergestellt werden. Diese werden in der Parfümerie, Aromatherapie, Weihrauch, Kosmetik, Arzneimittel, Getränke und Produkte des Geschmacks verwendet. Diese sind häufig in der Lebensmittelindustrie und der Duft sehr wertvolle Rohstoffe verwendet. Ätherische Öle sind bekannt, haben viele Vorteile. Diese helfen bei der Behandlung von verschiedenen Erkrankungen und auch eine wichtige Rolle bei der verwöhnen zu lassen.

Das Aroma dieses Öl beruhigt die Ruhe von Geist, Körper und daher ein integraler Bestandteil der Aroma-Therapie-Sitzungen. Eukalyptusöl bekannt, Pfefferminzöl und Erkrankungen der Atmung und antimikrobielle Wirkung fördern. Zahlreiche pflanzliche Extrakte in der Aromatherapie verwendet. Diese werden häufig in modernen Produkten verwendet. Sie werden extrahiert und in Weihrauch, Kosmetika, Parfüms und duftende Bad Produkte verwendet. Die heilende Kraft dieser Öle wurde sehr populär in der ganzen Welt. Es lindert Stress und hilft auch bei der erhebende Stimmung. Sie sind bekannt für seine antiseptischen und antibakterielle Eigenschaften. Es gibt ein enormer Anstieg in der Verwendung von ätherischen Ölen in den letzten Jahren. Aromatherapie ist auch von vielen als alternative Medizin betrachtet.

Nochmals danke für den Download dieses Buches.

Bücher anzeigen

ARNOLD YATES

1-Bodybuilding: Muskeln aufbauen und dauerhaft pflegen Masse: 10 X die Ergebnisse und entwickeln die Physis, die Sie möchten.

2-Gymnastik: vollständige Anleitung zum Gewicht Körperübungen, bauen die Traumkörper in 30 Minuten

3-Diät Atkins-verlieren Gewicht und fühlen sich sehr gut mit Tipps und Rezepte

4-Hochdruck Lösungen: 40-Super-Lebensmittel, die natürlich Ihren Blutdruck zu senken

Nur um zu sagen "Danke" für den Kauf dieses Buches.

Ich möchte Ihnen "6 Prinzipien 6 Pack

ABS "im Wert von $19,99.

DURCH FREIES

KLICKEN SIE BITTE HIER

www.ingramcontent.com/pod-product-compliance
Lightning Source LLC
Chambersburg PA
CBHW071303280526
45788CB00004B/1825